Smita Vasave
Deepak Anap

Distúrbios músculo-esqueléticos em trabalhadores - Um estudo transversal

Smita Vasave
Deepak Anap

Distúrbios músculo-esqueléticos em trabalhadores - Um estudo transversal

WMSD's em trabalhadores do sector da cana-de-açúcar

ScienciaScripts

Imprint

Any brand names and product names mentioned in this book are subject to trademark, brand or patent protection and are trademarks or registered trademarks of their respective holders. The use of brand names, product names, common names, trade names, product descriptions etc. even without a particular marking in this work is in no way to be construed to mean that such names may be regarded as unrestricted in respect of trademark and brand protection legislation and could thus be used by anyone.

Cover image: www.ingimage.com

This book is a translation from the original published under ISBN 978-3-330-33071-9.

Publisher:
Sciencia Scripts
is a trademark of
Dodo Books Indian Ocean Ltd. and OmniScriptum S.R.L publishing group

120 High Road, East Finchley, London, N2 9ED, United Kingdom
Str. Armeneasca 28/1, office 1, Chisinau MD-2012, Republic of Moldova, Europe
Printed at: see last page
ISBN: 978-620-8-09699-1

PREVALÊNCIA DE PERTURBAÇÕES MÚSCULO-ESQUELÉTICAS NOS TRABALHADORES DO SECTOR DA CANA-DE-AÇÚCAR

- ESTUDO TRANSVERSAL

O autor 1 é **Miss. Smita Vasave**, estudante estagiária, DVVPF, COPT, Ahmednagar.

Correio eletrónico - daradeshri31@gmail.com

O autor 2 é o **Dr. Deepak Anap**, Professor e Diretor, DVVPF, Ahmednagar.

Correio eletrónico - Deepak.anap@hotmail.com

<u>RESUMO</u>

Generalidades - As lesões músculo-esqueléticas (LME) relacionadas com o trabalho são um dos principais acidentes de trabalho. As perturbações músculo-esqueléticas afectam milhões de pessoas em todo o mundo e são a causa mais comum de dor intensa a longo prazo e de incapacidade física. As perturbações músculo-esqueléticas relacionadas com o trabalho descrevem perturbações e doenças músculo-esqueléticas associadas a traumatismos cumulativos, tais como movimentos repetitivos, esforço excessivo, posturas incómodas e/ou prolongadas e estar sentado ou de pé durante muito tempo no trabalho. A DPZ resulta da repetição excessiva, de movimentos vigorosos, da torção constante do corpo, de posturas incómodas, de esforços pesados e de pressões psicossociais. Os sintomas de MPZ incluem geralmente stress, desconforto, uma diminuição acentuada do nível geral de atividade física, incapacidade de realizar outras actividades físicas, redução da eficiência no trabalho e má qualidade de vida. Consequentemente, o objetivo da nossa investigação é determinar a prevalência e identificar as áreas do corpo mais frequentemente afectadas nos trabalhadores da cana-de-açúcar. Para determinar a prevalência de distúrbios musculoesqueléticos entre os trabalhadores da cana-de-açúcar, foi utilizada uma escala apropriada: o Questionário Nórdico Musculoesquelético (NMQ).

Procedimento:

A aprovação ética do estudo foi obtida junto do Comité de Ética Institucional do PDVVPF, COPT, Ahmednagar. Foi obtido o consentimento informado por escrito de todos os indivíduos que preenchiam os critérios de inclusão. Foram recolhidos dados demográficos de base, como o nome, a idade, o sexo, a altura, o peso e o IMC. Foi também preenchido um questionário nórdico normalizado.

Resultado: O estudo foi efectuado para determinar a prevalência de perturbações músculo-esqueléticas entre os trabalhadores do sector da cana-de-açúcar da fábrica de açúcar Pravara Sahakari, em Pravaranagar. Análise estatística descritiva dos dados (N=100, trabalhadores do sexo masculino-57 e do sexo feminino-43). As regiões do corpo mais frequentemente afectadas foram a dor lombar (50%) e a dor no joelho (29%).

Conclusões: Os resultados mostram que a prevalência de lesões por arma de fogo é alta entre os trabalhadores da cana-de-açúcar. As lesões lombares e de joelho são as mais freqüentes nos últimos doze meses.

Palavras chave : Doenças músculo-esqueléticas, sistema nórdico normalizado

Questionário.

INTRODUÇÃO -.

[1]As LME são definidas como um grupo de doenças que afectam o sistema músculo-esquelético, incluindo nervos, tendões e músculos, bem como estruturas de suporte como os discos intervertebrais. As perturbações músculo-esqueléticas afectam milhões de pessoas em todo o mundo e são a causa mais comum de dor intensa a longo prazo e de incapacidade física. [2]Para além dos efeitos físicos, as perturbações músculo-esqueléticas afectam o estado psicossocial dos doentes e têm um impacto nas suas famílias e prestadores de cuidados. [3]. [4]Os problemas de DDAH estão ligados a factores de risco físicos associados ao trabalho, como a repetitividade, o ambiente de trabalho e os factores psicossociais. Os problemas de DDAH são as principais queixas apresentadas pelos trabalhadores que executam tarefas repetitivas.

[5]Os sintomas da MND incluem geralmente stress, mal-estar, uma redução acentuada do nível geral de atividade física, incapacidade de realizar outras actividades físicas, redução da eficiência no trabalho e má qualidade de vida. As queixas de dor e/ou desconforto músculo-esquelético estão associadas à incapacidade

física e afectam seriamente a qualidade de vida relacionada com a saúde. A situação agrava-se quando se torna crónica. Este estudo centra-se nos trabalhadores rurais e, mais especificamente, no processo de corte manual da cana-de-açúcar. Durante o corte manual, os trabalhadores estão expostos a longas jornadas de trabalho e a um local de trabalho que apresenta inúmeros riscos à saúde, semelhantes aos enfrentados pelos trabalhadores rurais em geral. [6] [7]Esses riscos representam o que se pode chamar de uma variedade de stresses, que expressam padrões de exaustão biopsicológica dos trabalhadores, e são categorizados da seguinte forma 1) estresses mecânicos (ex. acidentes, riscos de incêndio); 2) estresses fisiológicos (ex. má postura, movimentos repetitivos e turnos rotativos).

Os trabalhadores do sector da cana-de-açúcar correm o risco de desenvolver perturbações músculo-esqueléticas, como osteoartrite das ancas e dos joelhos, dores lombares, dores no pescoço e nos membros superiores e síndrome de vibração das mãos. Vários factores de risco associados às actividades agrícolas podem contribuir para o desenvolvimento de perturbações músculo-esqueléticas nos agricultores. Estes factores de risco profissionais incluem a postura estática, a inclinação para a frente, a elevação e o transporte de cargas pesadas, o ajoelhar e a vibração. De acordo com um inquérito realizado aos trabalhadores agrícolas em Maharashtra, uma percentagem muito elevada de trabalhadores referiu sintomas músculo-esqueléticos relacionados com o trabalho, com 62,8% a referirem dores nas costas, 23,2% queixas nos membros superiores ou no pescoço e 25,6% perturbações músculo-esqueléticas relacionadas com o trabalho (DMO) nos membros inferiores.

Os trabalhadores do sector da cana-de-açúcar estão diretamente envolvidos no processo de produção e estão, portanto, expostos à maioria dos factores de risco associados. Os poucos estudos existentes mostram que o trabalho na cana-de-açúcar é caracterizado por repetições extremas, movimentos enérgicos, torções constantes do corpo, posturas incómodas, cargas de trabalho elevadas e pressões psicossociais. [9]tools Os riscos físicos enfrentados pelos trabalhadores incluem o levantamento e o transporte de cargas pesadas, o trabalho com os torsos frequentemente dobrados, o risco de tropeçar e cair em passadeiras escorregadias e irregulares, o risco de acidentes causados pelas acções imprevisíveis do gado e a exposição a vibrações de veículos agrícolas e máquinas manuais[10].

Como as explorações de cana-de-açúcar são locais de trabalho muito heterogéneos, os trabalhadores estão expostos a diferentes tipos de riscos para a saúde, dependendo do tipo e do nível de atividade laboral. Consequentemente, é de esperar que a incidência e a natureza dos SAMs variem entre os trabalhadores do sector da cana-de-açúcar.

Os problemas de DSA conduzem a uma baixa produtividade, sendo responsáveis por cerca de 34% do tempo de trabalho anual perdido. Não só os trabalhadores são mais susceptíveis de sofrer lesões devido a perturbações músculo-esqueléticas relacionadas com o trabalho, como também tendem a abrandar. As LME são responsáveis por 7% das perdas totais de produtividade, mas poucas tentativas foram feitas para estudar esta relação. Esta relação é muito importante para reduzir o risco de DORT e otimizar a produtividade. A literatura carece de dados sobre a prevalência de ADM entre os trabalhadores do sector da cana-de-açúcar em Maharashtra. Por conseguinte, este estudo observacional tem por objetivo investigar a prevalência e identificar as regiões do corpo mais frequentemente afectadas nos trabalhadores do sector da cana-de-açúcar.

OBJECTIVOS E METAS

- Determinação da prevalência de distúrbios músculo-esqueléticos entre trabalhadores da cana-de-açúcar em áreas rurais.

- Identificar as partes do corpo mais frequentemente afectadas nos trabalhadores da cana-de-açúcar.

QUESTÃO DE INVESTIGAÇÃO

Qual é a prevalência de perturbações músculo-esqueléticas e que parte do corpo é mais frequentemente afetada nos trabalhadores da cana-de-açúcar?

ANÁLISE DOCUMENTAL

1. **Fernanda Ludmilla Rossi Rocha1, Maria Elena Palucci Marziale2 e Oi-Saeng Hong3** realizaram um estudo intitulado **"Condições de trabalho e saúde dos trabalhadores da cana-de-açúcar no Brasil".** Concluíram que a saúde e a doença dos trabalhadores da cana-de-açúcar estudados são determinadas pela interação de factores individuais, sociais e ambientais, o que constitui a principal hipótese da teoria socioecológica. Esta teoria explica a complexidade e a interdependência dos factores socioeconómicos, culturais, políticos, ambientais, organizacionais, psicológicos e biológicos como determinantes da saúde. Sugere também que todo o comportamento individual se baseia e é influenciado por muitos outros sistemas e grupos. Assim, a abordagem teórica utilizada neste estudo permitiu identificar os determinantes multidimensionais da saúde dos trabalhadores da cana-de-açúcar. Dada a complexidade do problema estudado, são necessárias mais pesquisas para desenvolver um sistema de promoção da saúde e minimizar os riscos ocupacionais e os problemas de saúde a que estão expostos os trabalhadores da indústria do corte manual da cana-de-açúcar

no Brasil.

2. **NurhayatiMohdNur , SitiZawiahMdDawal e MahidzalDahari, LembahPantai** realizaram um estudo **em 2014** intitulado **"Prevalência do trabalho".**

Distúrbios músculo-esqueléticos associados em trabalhadores que executam tarefas repetitivas na indústria automóvel". Este estudo revelou que a prevalência global de dores no corpo é elevada (76,97%). Nos últimos doze meses, a prevalência mais elevada de RPA é no pescoço, seguida das mãos/punhos, ombros e parte superior das costas. Com base nestes resultados, verifica-se que a maior prevalência se situa na região do membro superior, o que pode contribuir para a ZPD do membro superior. Os resultados mostram que as tarefas repetitivas estão associadas à prevalência de dor e desconforto nas pessoas com DNM. Pode concluir-se que a prevalência de ZDM é elevada entre os trabalhadores que executam tarefas repetitivas na indústria automóvel. O problema das LME pode reduzir a produtividade dos trabalhadores. Os trabalhadores estão presentes no trabalho mas limitados nas suas funções devido a perturbações músculo-esqueléticas relacionadas com o trabalho (LME). Será efectuada mais investigação para estudar a relação entre o risco de LME e a produtividade dos trabalhadores.

3. **Aoife Osborne, 1_Catherine Blake, 2 Bronagh M. Fullen, 2 David Meredith, 3 James Phelan, 4 John McNamara,5 e Caitriona Cunningham2** realizaram um estudo intitulado **"Prevalência de perturbações músculo-esqueléticas nos agricultores: uma revisão sistemática" em 2012**. Neste estudo, uma revisão sistemática identificou a prevalência de perturbações músculo-esqueléticas por região do corpo entre os agricultores e concluiu que a dor lombar era a perturbação músculo-esquelética mais comum, seguida das perturbações dos membros superiores e depois das perturbações dos membros inferiores. As tendências descritas indicam que a prevalência da dor lombar é mais elevada nos agricultores do que nas populações não agrícolas. É necessário uniformizar as definições de casos entre os investigadores da APD. São necessários mais estudos sobre a dor lombar nos membros superiores e inferiores, o género, o local de trabalho e o contexto das tarefas relacionadas com a dor lombar. Am. J. Ind. Med. 55:143-158, 2012.

4. **Garima Gupta* e Tarikain2013** efectuaram um estudo intitulado **"Prevalência de perturbações músculo-esqueléticas entre os agricultores** da zona **rural** de Kanpur, **na Índia"**. Os resultados deste estudo mostram que a prevalência anual de perturbações músculo-esqueléticas entre os agricultores da zona rural de Kanpur, na Índia, é alarmante e sugere que quase 60% dos agricultores indianos podem sofrer desta doença, o que precisa urgentemente de ser confirmado por estudos semelhantes a nível nacional. A dor lombar é o tipo mais comum de dor lombar entre os agricultores. As dores nos joelhos, nos ombros e no pescoço são outros tipos importantes de dores lombares sofridas pelos agricultores da zona de estudo. As observações feitas durante este estudo sugerem que a má postura e a falta de consciência ergonómica entre os agricultores são os dois principais factores causais que contribuem para o desenvolvimento de dores lombares.

5. **A. Osborne1, 2, C. Blake1, J. McNamara3, D. Meredith4, J. Phelan5 e K. Cunningham1** efectuaram um estudo. **"Distúrbios músculo-esqueléticos.**

Concluíram que o número de horas de trabalho dos agricultores, mais do que as tarefas específicas da atividade, tornava os agricultores mais susceptíveis aos ODS. São necessários mais estudos para investigar os factores de risco para o desenvolvimento dos ODS.

6. **Theerasak Phajan1, Kessarawan Nilwarangkul, Dariwan Settitham e Wongsa Laohasiriwong** efectuaram um estudo intitulado **"Work-related musculoskeletal disorders among sugarcane farmers in northeastern Thailand" (Perturbações músculo-esqueléticas relacionadas com o trabalho em agricultores de cana-de-açúcar no nordeste da Tailândia).** Verificaram que 57,59% dos inquiridos eram mulheres. A idade média era de 44,75 ± 7,67 anos; 95,00% eram casados e 62,59% tinham concluído o ensino primário. O IMC médio dos inquiridos era de 24,30 ± 3,79 kg/m2.

METODOLOGIA

LOCAL: Trabalhadores da cana-de-açúcar na fábrica de açúcar Vihe Patil, Pravaranagar

DESENHO DA INVESTIGAÇÃO: Estudo transversal

Método de seleção: amostra da população

DIMENSÃO DA AMOSTRA: 100

CRITÉRIOS DE INCLUSÃO

1. Trabalhador de fábrica de açúcar, independentemente da idade

2. Todos os sujeitos estavam em boa saúde cognitiva

3. Tanto os homens como as mulheres têm mais de um ano de experiência.

4. Um participante esteve envolvido em pelo menos uma atividade, desde o corte ao descaroçamento e ao levantamento da cana-de-açúcar.

CRITÉRIOS DE EXCLUSÃO

1. Deficiência visual ou auditiva grave

2. Se já lhe tiver sido diagnosticada uma doença óssea ou

muscular.

3. Se tiverem sido submetidos a uma cirurgia para tratar uma doença óssea ou muscular.

BASES -

Questionário nórdico normalizado.

Foi escolhida uma escala adequada para responder às questões de investigação sobre a prevalência de perturbações músculo-esqueléticas entre os trabalhadores do sector da cana-de-açúcar: o Nordic Musculoskeletal Questionnaire (NMQ). O NMQ pode ser utilizado sob a forma de um questionário ou de uma entrevista estruturada. [13]·De uma forma muito clara e simples, foi perguntado aos inquiridos se tinham sentido desconforto músculo-esquelético em alguma das articulações do corpo que os tivesse impedido de realizar actividades normais nos últimos 12 meses ou durante um período curto e temporário de 7 dias. Para compilar as respostas, foi utilizado um mapa visual do corpo que mostra os nove principais sintomas - pescoço, ombros, parte superior das costas, cotovelos, parte inferior das costas, pulsos/mãos, ancas/coxas, joelhos e tornozelos/pés.

PROCEDIMENTOS -

A autorização ética será obtida junto do comité de ética institucional, o COPT AAP. Será obtido o consentimento escrito de todos os participantes. Em primeiro lugar, serão avaliadas as caraterísticas demográficas (nome, idade, altura, peso, IMC). Será pedido a todos os participantes incluídos no estudo que preencham um questionário nórdico. Os resultados serão analisados com base nas respostas recebidas.

Prevalance of MSDs in Past 7 days and past 12 days
50
45
40
35
30
25
20
15
10
5
0
neck
shoulders
Elbows
Wrist
upper back
low back
hips
knees
ankles
last 12 months
last 7 days

Pain during last 7 day
25
20
15
10
5
0
Neck
Shoulder
Elbow
Wrist
upper back
low back
hips
knees
ankle
Male
Female

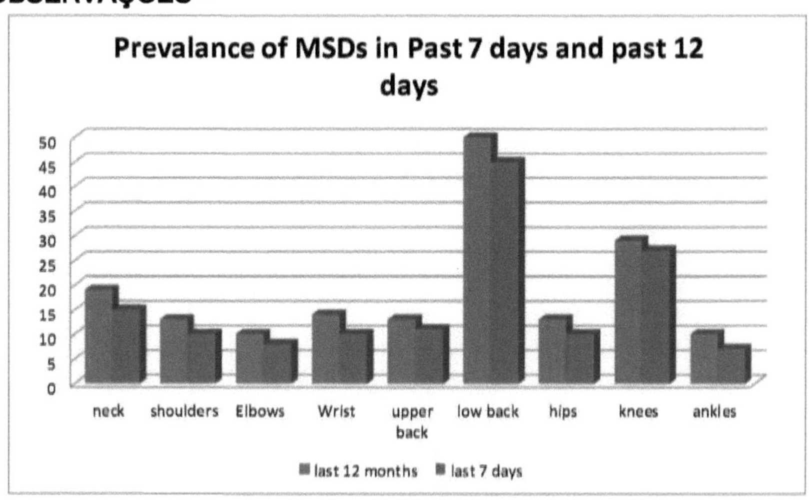

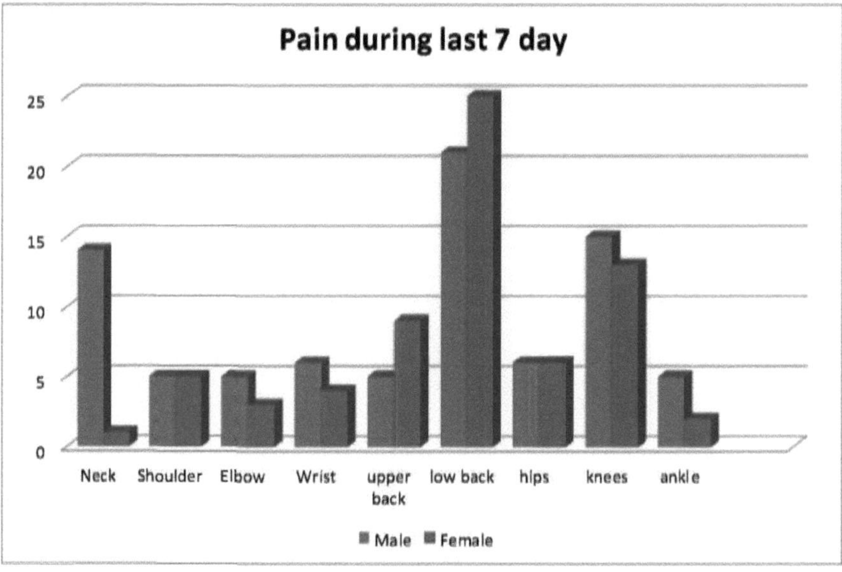

Figure no. 2

Pain during last 12 months
30
25
20
15
10
5
0
Neck
Shoulders
Elbows
wrists
upper back
low back
hips
kness
ankles
males
Females

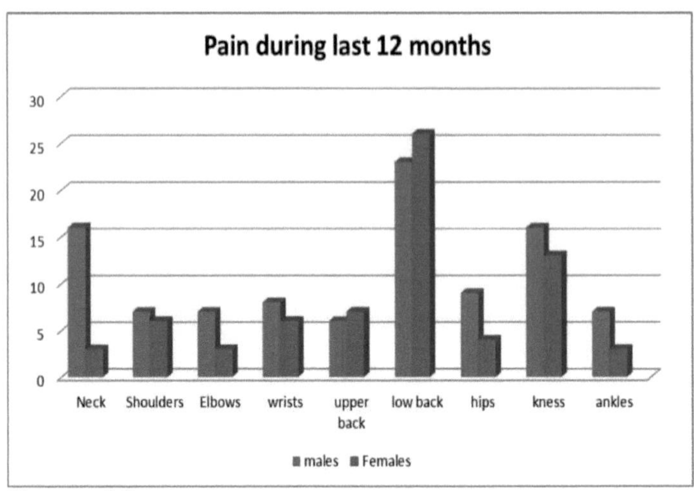

Figura nº 3

RESULTADOS

O estudo foi efectuado para determinar a prevalência de perturbações músculo-esqueléticas entre os trabalhadores do sector da cana-de-açúcar da fábrica de açúcar Pravara sahakari, em Pravaranagar. A análise estatística descritiva dos dados (N=100, trabalhadores do sexo masculino-57 e do sexo feminino-43) revelou que a idade média era de 36,77 anos.

Análises da prevalência semanal (curto prazo) e anual (crónica) de desconforto músculo-esquelético por região corporal

Pescoço: A análise descritiva dos dados mostra que um total de 19% dos trabalhadores sofria de dores no pescoço, incluindo a prevalência semanal e anual. Em 100 trabalhadores, os homens sofrem de dores no pescoço em 16% dos casos e as mulheres em 3%.

Ombros: A análise descritiva dos dados mostra que 13% dos trabalhadores sofriam de dores nos ombros, incluindo também a prevalência semanal e anual. Dos 100 trabalhadores, 7% dos homens e 6% das mulheres sofriam de dores **no cotovelo:** A análise descritiva dos dados mostra que um total de 10% dos trabalhadores sofria de dores no cotovelo.

A análise descritiva dos dados mostra que 14% dos trabalhadores sofriam de dores no cotovelo, incluindo a prevalência semanal e anual. Dos 100 trabalhadores, 7% dos homens e 3% das mulheres sofriam de dores no pulso. A análise descritiva dos dados mostra que 14% dos trabalhadores sofriam de dores no pulso, o que também inclui a prevalência semanal e anual. De um total de 100 trabalhadores, 8% dos homens e 6% das mulheres sofriam de dores no pulso.

Parte superior das costas: a análise descritiva dos dados mostra que 13% dos trabalhadores sofriam de dores na parte superior das costas, incluindo a prevalência semanal e anual. Dos 100 trabalhadores, 6% dos homens e 7% das mulheres sofriam de dores lombares. A análise descritiva dos dados mostra que 50% dos trabalhadores sofriam de dores lombares, o que inclui a prevalência semanal e anual. Dos 100 trabalhadores, 23% dos homens e 26% das mulheres sofriam de dores lombares.

Ancas: a análise descritiva dos dados revelou que 13% dos trabalhadores sofriam de dores nas ancas, incluindo a prevalência semanal e anual. De um total de 100 trabalhadores, 9% sofriam de dores na anca nos homens e 4% nas mulheres.

Joelhos: a análise descritiva dos dados revelou que 29% dos trabalhadores declararam sofrer de dores nos joelhos, incluindo a prevalência semanal e anual. Em 100 trabalhadores, 16% dos homens e 13% das mulheres sofriam de dores.

Tornozelo: a análise descritiva dos dados mostra que 10% dos trabalhadores sofriam de dores no tornozelo, incluindo novamente a prevalência semanal e anual. Dos 100 trabalhadores, 7% sofriam de dores no tornozelo nos homens e 3% nas mulheres.

A maioria dos trabalhadores que participaram no estudo trabalhavam há mais de 6 anos e o seu turno diário era de 7 a 8 horas. As acções frequentemente repetidas durante o corte são a extensão ou a torção do pulso, a permanência prolongada em pé, a flexão, a extensão e a torção do tronco e a elevação de objectos.

Este conjunto de movimentos corporais é repetido continuamente durante 7 a 8 horas. Este trabalho é extremamente cansativo, pesado e repetitivo, e os trabalhadores estão exaustos no final do dia de trabalho.

PHOTOPLASTINKS

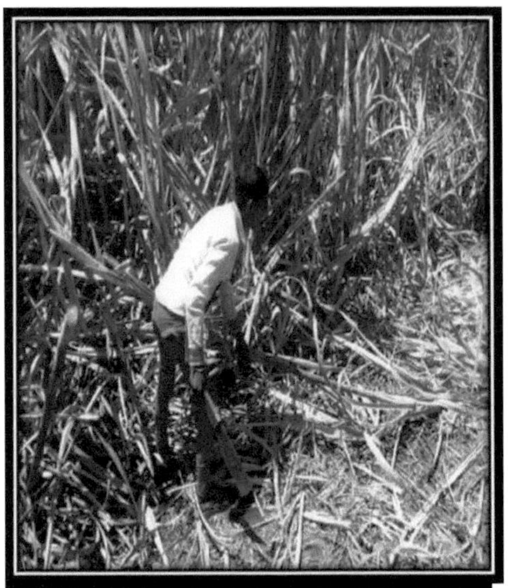

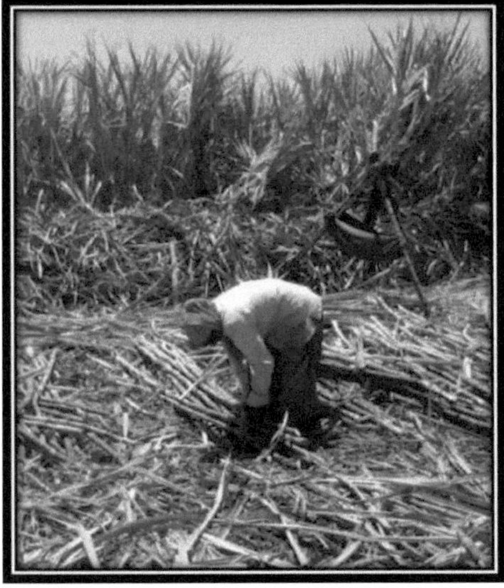

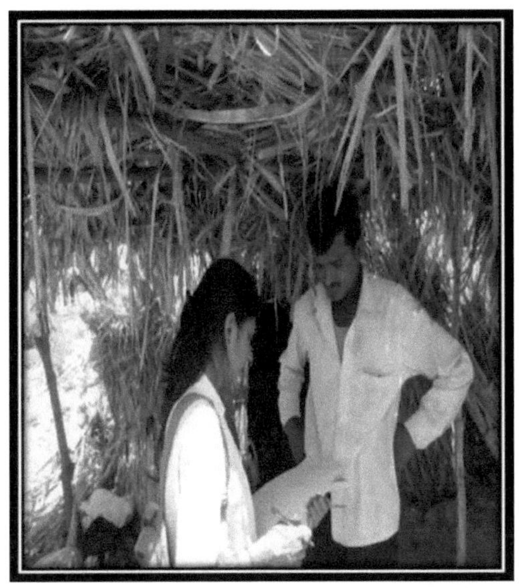

DISCUSSÃO

Neste estudo, a prevalência de DME entre os produtores de cana-de-açúcar foi de 100%. Os trabalhadores sofreram DME nas zonas lombar (50%), anca (13%), joelho (29%), tornozelo (10%), pescoço (19%), parte superior das costas (13%), ombro (13%), cotovelo (10%) e punho (14%). No entanto, os resultados deste estudo específico diferem de outros estudos semelhantes em que os trabalhadores sofreram DME na região do pulso. Os trabalhadores envolvidos na poda da cana-de-açúcar trabalham durante cerca de 7 a 8 horas. Estas actividades decorrem geralmente durante vários dias consecutivos. Os movimentos repetitivos são o principal fator associado às LME.

Estes movimentos repetitivos eram regularmente utilizados quando os trabalhadores da cana-de-açúcar estavam ocupados com a colheita. Neste estudo, os produtores de cana-de-açúcar agitavam regularmente os braços acima da cabeça e inclinavam o tronco enquanto cortavam cana-de-açúcar e ceifavam várias ervas durante 4 horas por dia. Estes movimentos expõem o agricultor de cana-de-açúcar médio ao risco de desenvolver a doença de von Willebrand, uma vez que provocam frequentemente espasmos musculares e perturbações da circulação sanguínea. [15]Além disso, os tendões, as articulações e outros tecidos moles ficam fatigados e subsequentemente lesionados. Esta constatação é coerente com estudos anteriores que também indicavam que os movimentos repetitivos acabam por conduzir à doença de von Willebrand.[16]

O segundo fator associado à VWD é a postura desconfortável. Os trabalhadores do sector da cana-de-açúcar puxam constantemente os cachos de cana-de-açúcar, levantam-nos e atiram-nos para os camiões. Ao fazê-lo, estão constantemente a contorcer o corpo e a levantar os braços acima da cabeça. Também andam em bicos de pés. Durante o trabalho, os agricultores mexem constantemente os braços e as pernas, o que não corresponde à sua postura anatómica natural. Tudo isto provocava uma tensão excessiva nos músculos e nos tendões, uma vez que os trabalhadores tinham de manter constantemente o seu corpo em equilíbrio. [17]Esta constatação é coerente com estudos anteriores efectuados com trabalhadores da borracha na Malásia e com trabalhadores agrícolas nos Estados Unidos.[18]

Um terceiro fator associado à VSD é o esforço. Por exemplo, os trabalhadores do sector da cana-de-açúcar tinham de realizar tarefas muito extenuantes, como levantar feixes de cana-de-açúcar. A elevação de objectos e a realização de movimentos vigorosos também expunham estas pessoas ao risco de desenvolverem uma MSD, uma vez que lhes era constantemente exigido que levantassem, empurrassem e puxassem objectos grandes e pesados. Ao movimentar estes objectos, a coluna vertebral dos trabalhadores estava sob pressão constante. Quando a coluna vertebral é submetida a uma pressão elevada durante longos períodos, os trabalhadores correm o risco de perder o equilíbrio. [19]Neste caso, os trabalhadores sofreram tensão muscular, stress muscular e dores nas costas. Esta constatação é coerente com outros estudos sobre a relação entre as actividades de suporte de peso e os microtraumatismos cranianos.[20]

Os resultados deste estudo mostraram que os trabalhadores que se dedicam ao corte manual da cana-de-açúcar enfrentam múltiplos riscos para a saúde que, em conjunto, podem determinar a morbilidade profissional dos trabalhadores. [21]Os trabalhadores que se dedicam ao corte manual da cana-de-açúcar correm o risco de desenvolver distúrbios músculo-esqueléticos (principalmente na região lombar e nos membros inferiores) devido aos inúmeros movimentos bruscos e repetitivos do corpo, ao ritmo de trabalho extenuante e ao elevado nível de esforço físico. Os movimentos repetitivos inerentes à moagem manual da cana-de-açúcar dificultam a manutenção da atenção e da concentração necessárias a esta atividade, o que aumenta a probabilidade de ocorrência de perturbações músculo-esqueléticas. Perturbações músculo-esqueléticas causadas pelo facto de se estar sentado durante todo o turno de trabalho, sem pausas regulares e sem possibilidade de esticar ou alongar os membros.

Os sintomas relatados estão relacionados com o trabalho e a prevalência de DDD aumenta com o tempo devido à exposição cumulativa.[22] A dor lombar foi o sintoma mais frequentemente referido, seguido da dor na anca e no joelho. Os trabalhadores deste estudo realizavam tarefas repetitivas (. As dores lombares e nos joelhos estavam associadas à permanência prolongada de pé, ao esforço ou à torção do tronco).

O estudo revelou que a maior prevalência de dores relacionadas com a APR se verificava na região lombar e no joelho, seguindo-se o ombro e a mão/punho, que eram menos frequentemente afectados. Os trabalhadores do estudo realizavam tarefas altamente repetitivas e mantinham uma postura estática durante uma hora de cada vez.

[22]Outros estudos mostraram também que as tarefas repetitivas estão associadas à osteoporose. [23]Os sintomas de dores no pescoço e nos ombros estão também significativamente associados ao trabalho repetitivo. [24]Períodos de trabalho curtos também aumentam a prevalência de lesões nas mãos e nos pulsos. O estudo concluiu que a prevalência de dor na mão/punho nas LME é mínima (14%). Este facto pode estar relacionado com a flexão ou extensão dos pulsos durante o corte da cana-de-açúcar.

[25]O ritmo de trabalho está também ligado à frequência de movimentos repetitivos e conduz ao risco de desenvolver PHDA. [26]Na execução de tarefas repetitivas, o ritmo de trabalho não é geralmente escolhido pelo próprio trabalhador, que deve seguir um ritmo pré-determinado. Com um ritmo de trabalho mais elevado, o nível de atividade muscular também aumenta, conduzindo à fadiga muscular e ao risco de desenvolver PHDA. [27] [28]A fadiga muscular é a fase em que os músculos são incapazes de manter a força ou o nível de desempenho necessários. A fadiga muscular é uma das principais causas de DND nos trabalhadores. [29]A acumulação de fadiga muscular conduz à incapacidade funcional e, consequentemente, a perturbações músculo-esqueléticas. O problema das LME afecta a

produtividade, uma vez que os trabalhadores não só se lesionam quando estão cansados, como também tendem a abrandar o seu trabalho. [30,31]Um aumento global das perturbações músculo-esqueléticas tem sido associado a uma diminuição da atividade profissional. Os trabalhadores sentem dor ou desconforto devido a perturbações músculo-esqueléticas e continuam a trabalhar com um desempenho reduzido, o que pode reduzir a produtividade. Os problemas músculo-esqueléticos conduzem a uma redução da produtividade no trabalho.[32.]

CONCLUSÃO

Os resultados do nosso estudo mostram que a prevalência geral de LM entre os trabalhadores da cana-de-açúcar é elevada. Nos últimos doze meses, a maior prevalência de LM é na região lombar, seguida das ancas, joelhos e tornozelos, bem como nas extremidades superiores, mãos/punhos, ombros e parte superior das costas. Os resultados mostram que as tarefas repetitivas estão associadas à prevalência de dor e desconforto nas pessoas com MND. Pode concluir-se que a prevalência de ZBM nos trabalhadores do sector da cana-de-açúcar que executam tarefas repetitivas, como o corte e o levantamento da cana-de-açúcar, está associada à dor e ao desconforto.

LIMITES

1) Só foi abrangida uma região/área, pelo que os resultados não podem ser generalizados.

2) O rácio homem/mulher não é igual

3) A dimensão da amostra não foi calculada porque não estavam disponíveis dados de prevalência de estudos anteriores.

SIGNIFICADO CLÍNICO

1) As recomendações ergonómicas podem ser úteis para reduzir a
prevalência de DDD entre os trabalhadores da cana-de-açúcar.

2) Podem ser ensinadas técnicas de elevação para reduzir a dor.

RECOMENDAÇÕES.

1) Recomenda-se a realização de estudos com períodos de acompanhamento mais longos para avaliar os benefícios a longo prazo.

2) O tamanho da amostra deve ser maior para futuras investigações.

3) Podem ser incluídas diferentes regiões.

REFERÊNCIAS

1) (NIOSH) NIfOHaS. Perturbações músculo-esqueléticas e factores do local de trabalho. Uma análise crítica dos dados epidemiológicos sobre perturbações músculo-esqueléticas do pescoço, das extremidades superiores e da região lombar relacionadas com o trabalho. Cincinnati, Ohio: NIOSH, 1997. Publicação nº 97-141.

2) Woolf AD, Pfleger B. The burden of major musculoskeletal diseases (O peso das principais doenças músculo-esqueléticas). Boletim do Órgão Mundial de Saúde 2003; 81:646-656.

3) Escorpizo, R. (2008). Compreensão do desempenho no trabalho e sua aplicação às perturbações músculo-esqueléticas relacionadas com o trabalho. *Revista Internacional de Ergonomia Industrial*, *38*(3-4), 291-297. doi:10.1016/j.ergon.2007.10.018

4) Bernard, B. P. (1997). Perturbações músculo-esqueléticas e factores no local de trabalho: A critical review of epidemiological data on work-related musculoskeletal disorders of the neck, upper extremities, and low back. *Publicação NIOSH nº 97-141*, (Washington DC).

5) Adams M.A. A biomecânica da dor nas costas. *Acupunct Med.* 2004; 22:178- 188.McGorry RW, Webster BS, Sanook SH, Hsiang SM. The relationship between pain intensity, disability, and episodic nature of chronic and recurrent low back pain. *Spine.* 2000; 25:834-841. Ceran F, Ozcan A. Relationship of functional assessment index with disability, pain and quality of life in patients with low back pain. *Med SciMonit.* 2006; 12:435-439.

6) Laurell AC, Noriega M. Processo de produção de saúde: trabalho e desgasteoperário. São Paulo: Hucitec; 1989.

7) Alessi NP, Scopinho RA. A saude do trabalhador do cortedacana-de-agucar. In: Alessi NP, PalocciFilho A, Pinheiro SA, Scopinho RA, Silva GB. Saude e trabalho no Sistema Unico de Saude. São Paulo: Hucitec; 1994. p.121-51

8) Nilvarangkul K, Adler Collins JK, Thawenonngiew K, Clangglang R. *Community participation in health care for informal workers in primary health care units: Case Study of Sugarcane Farmers.* Bangkok, Tailândia: Thai Health Promotion Foundation; 2009.Teeratananon T, Supapong S, Hiransuthikul N. Prevalence rate and associated factors of musculoskeletal disorders among sugarcane workers (Taxa de prevalência e

factores associados a perturbações músculo-esqueléticas entre trabalhadores do sector da cana-de-açúcar). *J Health Syst Res*. 2010;4:504-509.s

9) Walker-Bone K, Palmer K T. Musculoskeletal disorders in farmers and agricultural labourers (Perturbações músculo-esqueléticas em agricultores e trabalhadores agrícolas). Occup Med (Lond) 2002; 52:441-450.

10) Xu, Z., Ko, J., Cochran, D. J., & Jung, M. (2012). Conceção de linhas de montagem tendo em conta o desempenho e as perturbações músculo-esqueléticas das extremidades superiores utilizando modelos lineares. *Computers & Industrial Engineering, 62*(2), 431-441. doi:10.1016/j.cie.2011.10.008

11) Ministério do Trabalho do Ontário, O. (2009). Prevenir a dor e as entorses no local de trabalho!

Precisamos de ação   !

2012,<http://www.labour.gov.on.ca/english/hs/pubs/ergonomics/ is_ergonomi cs.php>Acesso em maio.

12) Resnick, M. L., e Zanotti, A. (1997). Utilizar a ergonomia para melhorar a produtividade. *Computers Ind.Engng, 33*(1-2), 185-188.

13) Medibanks (2011)   SickatWork   ,

<http://wwww.medibank.com.au> Foi colocado à venda em

junho de 2012.

14) Crawford JO (2007) The Scandinavian musculoskeletal

questionnaire (O questionário musculoesquelético escandinavo).

Medicina do Trabalho 57 : 300-301

15) Martha J, Sanders M. Ergonomics and the Management of

Musculoskeletal Disorders. 2ª ed. St Louis, MO:

Butterworth-Heinemann.

http://www.sciencedirect.com/science/article/pii/

B9780750674096500014. Acedido em outubro de 2013.

16) Melchior M, Roquelor Y, Evanoff B, et al. Porque é que os

trabalhadores manuais têm um risco elevado de doença dos

membros superiores? O papel dos factores físicos do trabalho

numa amostra aleatória de trabalhadores em França (estudo Pays

de la Loir). *Occup Environ Med*. 2006;63:754-761.

17) Kroemer KH. Perturbações por traumatismos cumulativos: o seu

reconhecimento e medidas ergonómicas para as prevenir.*Appl

Ergon*. 1989; 20:274-280.

18) Shan CL, Bin Adon MY, Rahman AB, Hassan ST, Ismail KB.

Prevalência de dor no pescoço e factores associados a caraterísticas de personalidade, atividade física e estado psicossocial entre trabalhadores masculinos da borracha no município de FELDA, Malásia. *Glob J Heal Sci*. 2011;4:94-104.

19) Instituto Nacional para a Segurança e a Saúde no Trabalho. Soluções simples: ergonomia para os trabalhadores agrícolas (Relatório n.º 2001-111). http://www.cdc.gov/niosh/docs/2001-111/pdfs/2001-111.pdf.Accessed

5 de março de 2014.

20) Hoogendoorn WE, Bongers PM, de Vet HC, et al. A flexão e rotação do tronco e o trabalho pesado são factores de risco para a dor lombar. *Spine*. 2000; 25:3087-3092.

21) Rosekrans J, Rogers G, Merlino L. Low back pain and musculoskeletal symptoms among Kansas farmers (Dor lombar e sintomas músculo-esqueléticos entre agricultores do Kansas). *Am J Ind Med*. 2006; 49:547-556.

22) Alessi NP, Scopinho RA. A saude do trabalhador do corte da cana-de- agucar. In: Alessi NP, Palocci Filho A, Pinheiro SA, Scopinho RA, Silva GB.

Saude e trabalho no Sistema Unico de Saude. São Paulo: Hucitec;

1994. P.121-51. Alessi NP, Navarro VL. Saude e trabalho rural: o caso dos trabalhadores da cultura canavieira na regiao de Ribeirao Preto, Sao Paulo, Brasil. Cad Saude Publica. 1997; 13 Supl 2):111-21.

23) Engstrom, T., Hanse, J. J., & Kadefors, R. (1999). Musculoskeletal Sintomas causados por condições técnicas prévias no trabalho de ciclo longo numa fábrica de montagem de automóveis: um estudo de prevalência e associação com factores psicossociais e exposição física. *Ergonomia Aplicada, 30*(5), 44353. Obtido de http://www.ncbi.nlm.nih.gov/pubmed/10484280

24) Moore, A. e Wells, R. (2005). Effects of cycle time and workday length on psychophysically determined acceptable levels during highly repetitive tasks. *Ergonomics, 48*(7), 859-873.

25) Silverstein, B., Fine, L. J. e Armstrong, T. J. (1986). Cumulative wrist hand injuries in industry (Lesões cumulativas do pulso e da mão na indústria). *British Journal of Industrial Medicine, 43*(11), 779-84. Retrievedfrom http://www.pubmedcentral.nih.gov/articlerender.fcgi?artid=1007752&tool=p mcentrez&rendertype=abstract

26) Andersen, J. H., & et al (2003). Risk factors for neck/shoulder pain in a prospective study of workers in industrial and service companies (Factores de risco para dores no pescoço/ombros num estudo prospetivo de trabalhadores de empresas industriais e de serviços). *Medicina do Trabalho e do Ambiente, 60,* 649-654.

27) Sundelin, G. e Hagberg, M. (1992). Sinais electromiográficos de fadiga do músculo do ombro durante o trabalho repetitivo com o braço ao ritmo do sistema Methods-Time Measurement. *Scandinavian Journal of Work, Environment & Health, 18*(4), 262-268. doi:10.5271/sjweh.1579

28) Selen, L. P. J., van Dieen, J. H. e Beek, P. J. (2006). Impedance modulation and feedback correction in tracking variable size and frequency targets (Modulação da impedância e correção do feedback no seguimento de alvos de tamanho e frequência variáveis). *Journal of Neurophysiology, 96*(5), 2750-2759.

29) Ma, L., Bennis, F. e Shablat, D. (2008). Um quadro para a avaliação dinâmica da fadiga muscular durante o trabalho manual com manipuladores. *System.*

30) Ma, L., Shablat, D. e Zhang, W. (2009). Avaliação dinâmica da fadiga muscular num ambiente de trabalho virtual. *Ergonomia,*

1(janeiro), 211220.

31)Resnick, M. L., e Zanotti, A. (1997). Utilizar a ergonomia para melhorar a produtividade. *Computers Ind. Engng, 33*(1-2), 185-188.

32)Waters, T. R. (2004). A national effort to identify research issues related to the prevention of work-related musculoskeletal disorders. *Journal of*

Eletromiografia e cinesiologia: jornal oficial da Sociedade Internacional de Cinesiologia Electrofisiológica , *14* (1), 7-12. doi:10.1016/j.jelekin.2003.09.004

33) Xu, Z., Ko, J., Cochran, D. J., & Jung, M. (2012). Projetar linhas de montagem tendo em conta a produtividade e as perturbações músculo-esqueléticas dos membros superiores utilizando modelos lineares. *Computers & Industrial Engineering, 62*(2), 431-441. doi:10.1016/j.cie.2011.10.008

APÊNDICES1

FORMULÁRIO DE CONSENTIMENTO INFORMADO

Estou   disposto a ser voluntário como

O tema da tese intitulada **"PREVALÊNCIA DAS DOENÇAS MUSCULOSCELETAS NOS TRABALHADORES DO SECTOR DO AÇÚCAR - UM ESTUDO CRUZADO"** foi realizado por uma aluna do último ano do B.P.TH SMITA VASAVE.

Fui informado(a) da natureza e da duração do trabalho. Não tenho qualquer objeção a submeter-me aos exames necessários no âmbito deste estudo.

O investigador partiu do princípio de que eu seria bem tratado, sem consequências desagradáveis, e que o meu direito à confidencialidade seria protegido.

Assinatura ou impressão digital do participante :
Data :

Assinatura do investigador principal :
Data :

Assinatura da pessoa que obtém o consentimento :
Data :

APÊNDICES 2

AVALIAÇÃO DO DESEMPENHO

NOME.

IDADE/SEXO-

ESTADO CIVIL

ROST-WEIGHT-BMI.

ANOS DE TRABALHO

HORÁRIO DE TRABALHO DIÁRIO-

ACÇÕES DE REPRESENTAÇÃO GERAL

1. Extensão ou torção repetida do pulso durante mais de 2 horas   1 Sim.n 2 Não.n

2. Trabalho que implica estar de pé durante mais de 4 horas1 Sim .n 2 Não.n

3. Trabalhar numa postura desconfortável: desleixado durante mais de 2 horas1Sim   .n 2Não.n

4. Tensão ou torção do tronco durante mais de 2 horas1 Sim   .2 Não. □

5. Treino de força: levantar objectos

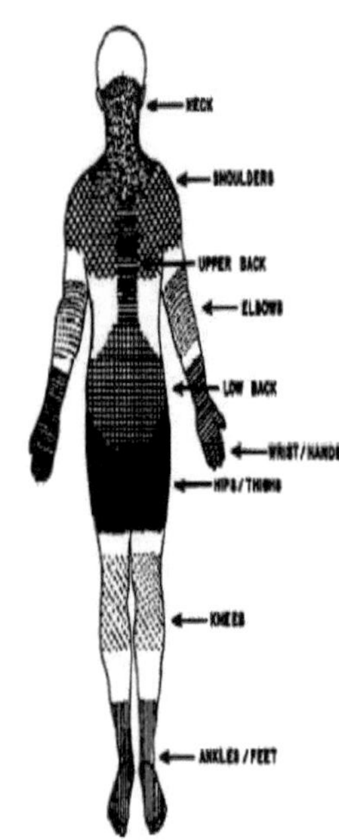

Trouble with the locomotive organs		
	To be answered only by those who have had trouble	
Have you at any time during the last 12 months had trouble (ache, pain, discomfort) in:	Have you at any time during the last 12 months been prevented from doing your normal work (at home or away from home) because of the trouble?	Have you had trouble at any time during the last 7 days?
Neck		
1 ☐ No 2 ☐ Yes	1 ☐ No 2 ☐ Yes	1 ☐ No 2 ☐ Yes
Shoulders		
1 ☐ No 2 ☐. In the right shoulder		
3 ☐ Yes, in the left shoulder		
4 ☐ Yes, in both shoulders	1 ☐ No 2 ☐ Yes	1 ☐ No 2 ☐ Yes
Elbows		
1 ☐ No 2 ☐ Yes, in the right elbow		
3 ☐ Yes, in the left elbow		
4 ☐ Yes, in both elbows	1 ☐ No 2 ☐ Yes	1 ☐ No 2 ☐ Yes
Wrists/hands		
1 ☐ No 2 ☐ Yes, in the right wrist/hand		
3 ☐ Yes, in the left wrist/hand		
4 ☐ Yes, in both wrists/hands	1 ☐ No 2 ☐ Yes	1 ☐ No 2 ☐ Yes
Upper back		
1 ☐ No 2 ☐ Yes	1 ☐ No 2 ☐ Yes	1 ☐ No 2 ☐ Yes
Low back (small of the back)		
1 ☐ No 2 ☐	1 ☐ No 2 ☐ Yes	1 ☐ No 2 ☐ Yes
One or both hips/thighs		
1 ☐ No 2 ☐	1 ☐ No 2 ☐ Yes	1 ☐ No 2 ☐ Yes
One or both knees		
1 ☐ No 2 ☐	1 ☐ No 2 ☐ Yes	1 ☐ No 2 ☐ Yes
One or both ankles/feet		
1 ☐ No 2 ☐	1 ☐ No 2 ☐ Yes	1 ☐ No 2 ☐ Yes

QUESTIONÁRIO NÓRDICO NORMALIZADO

QUADRO U Questionário escandinavo normalizado para análise dos sintomas músculo-esqueléticos (Kuorinka et al., 1986)

Como responder às perguntas do inquérito :

Responde a cada pergunta assinalando com um X a casa correspondente. Podes ter dúvidas sobre como responder, mas faz o teu melhor. Responda a todas as perguntas, mesmo que nunca tenha tido um problema com uma parte do seu corpo.

Esta figura mostra a posição aproximada das partes do corpo mencionadas no questionário. Os limites não estão claramente definidos e algumas partes sobrepõem-se. Deve decidir por si próprio em que parte do corpo tem ou teve problemas (se for o caso).

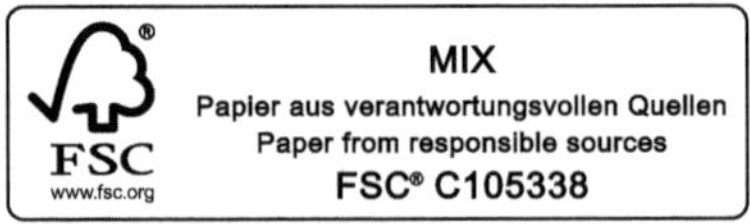

Printed by Books on Demand GmbH, Norderstedt / Germany